Dieta Alcalina

Um guia abrangente para equilibrar o pH do seu corpo e melhorar sua saúde com alimentos e água alcalinos

(O guia mais abrangente para entender os segredos do pH para Unlimited)

Guilherme Noronha

ÍNDICE

Como Desfrutar Da Hidratação Alcalina...............1

Alimente-Se Com Deliciosos Smoothies Alcalinos, Chás E Sucos 1

Bebidas Alcalinas Para Hidratação E Bem-Estar Ideais...3

Suco De Toranja + Coco (Ou Leite De Amêndoa) 5

Sucos Alcalinos Para Perda De Peso.....................8

Experimento Com Água Infusada De Frutas....10

Receita De Suco Simples.......................................12

Smoothie De Sonho De Coco...............................14

Tudo Que Você Precisa Saber Sobre Sucos To Start Losing Peso 16

Por Que Fazer Suco?..18

Não É Uma Moda Passageira? 20

Aqui Estão Apenas Alguns Dos Benefícios: 24

Sucos Alcalinos - Lista De Alimentos 30

Outras Dicas De Sucos Alcalinos 32

Suco Verde Anti-Oxidante.....................................34

Anti-Celulite, Queimador De Gordura, Suco De Drenagem Linfática 36

Conclusão 37

Como Desfrutar Da Hidratação Alcalina

Alimente-Se Com Deliciosos Smoothies Alcalinos, Chás E Sucos

Hidratação e bem-estar andam de mãos dadas. Eu sempre digo: "Não é só sobre o que você come, é também sobre o que você bebe". No entanto, não estou aqui para pregar, sei que nosso mundo moderno pode ser muito exigente. Na maioria das vezes, simplesmente esquecemos a hidratação adequada. Eu estive lá também. Então, acabamos nos sentindo cansados, mal-humorados e com dor de cabeça. Ah, ótima desculpa para mais uma xícara de café para acabar mais desidratado e estressado. Claro, uma boa xícara de café pode ser um grande deleite e não tenho nada contra isso, no entanto, o que realmente devemos focar é criar a base da hidratação. Há muitas maneiras de fazer isso e se divertir. As bebidas alcalinas podem ser apreciadas tanto no inverno (veja meu post sobre bebidas quentes e saudáveis aqui) quanto no verão.

Bebidas Alcalinas Para Hidratação E Bem-Estar Ideais

Rooibos Infusion

Eu costumo adicionar 1-2 colheres de sopa (1-2 saquinhos de chá) para 1 xícara de água, mas sinta-se à vontade para experimentar para ver o que funciona para você.

Para torná-lo mais alcalino e anti-inflamatório, adiciono algumas pequenas fatias de gengibre. Rooibos é naturalmente doce, o que é ótimo

Você também pode adicionar: leite de coco (fino), leite de arroz ou leite de amêndoa. Cabe a você.

Às vezes, coloco meia colher de fósforo. Agora, o fósforo, embora seja verde e cheio de antioxidantes, não é considerado super alcalino, pois contém cafeína. Mas eu sempre digo, tudo é bom com moderação.

Rooibos + um pouco de leite baseado em vegetal + matcha pode ser um deleite agradável em uma manhã fria de inverno, especialmente se você levantar cedo. É algo para se esperar. Eu amo isso com minha meditação matinal e diário...

O chá Rooibos é rico em minerais alcalinos que ajudam a restaurar a energia e o equilíbrio. Ele contém cálcio, ferro, potássio, cobre, flúor, manganês, magnésio e zinco. É livre de cafeína e pode ser servido quente e refrigerado com alguns cubos de gelo. Eu também gosto com meus smoothies ou tigelas de smoothies (assunto para outro dia).

Suco De Toranja + Coco (Ou Leite De Amêndoa)

Uau, é uma bebida tão fácil e revigorante! Você pode espremer um pouco de suco de toranja fresco usando um espremedor de limão básico, sem precisar configurar um espremedor profissional ou qualquer coisa.

Uma vez que algumas pessoas não gostam do sabor amargo de toranjas (ou suco de toranja), adicionar um pouco de leite de arroz, ou leite de coco, ou até mesmo água de coco (grande depois de malhar) deve fazer o truque.

Claro, siga sua intuição de gosto. Não se force a comer/beber algo que você sabe que não é para você.

Pessoalmente, eu sou uma verdadeira aberração de frutas (eu

sei que é estranho). Meu pai me acostumou com isso.

Caso você seja novo na dieta alcalina, mesmo que o sabor ácido seja frutas alcalinas. É porque eles são baixos em açúcar e cheios de minerais alcalinos, é por isso que, uma vez digeridos, eles ajudam a alcalinizar o corpo.

Um copo de suco de frutas, ajuda a aumentar seus níveis de vitamina C e fortalecer seu sistema imunológico. Também é embalado com potássio, cálcio e fósforo.

Acho ótimo como um remédio natural para relaxar minha mente, mas reenergizar meu corpo ao mesmo tempo.

Água anti-inflamatória simples de gengibre ou açafrão (incrível para hidratação!)

Tudo o que você precisa é de um liquidificador pequeno e algumas fatias pequenas de gengibre ou açafrão e água alcalina filtrada.

Basta misturá-lo e divirta-se!

Algumas palavras de advertência, embora a água de açafrão não tenha um gosto muito bom (ok, você pode fazer isso para a saúde, mas se quiser transformá-la em algo saboroso, acho que tenho algumas ideias que podem ajudá-lo).

Você também pode misturar algumas fatias de laranja com o açafrão.

ou ... você pode apenas misturar algumas fatias de limão e gengibre e adoçar com stevia (que é alcalino aprovado).

Você também pode usar água de açafrão / gengibre com seus chás alcalinos, bem como suavizantes.

Sucos Alcalinos Para Perda De Peso

VOCÊ PODE MISTURAR SUCOS COM ÁGUA INFUSADA DE FRUTAS

HIBISCO, LIMÃO E CEREJA SOUR

O hibisco tem uma textura floral que combina bem com o limão nesta receita. Hibiscus é conhecido para ajudar na digestão, pressão arterial e depressão. Tente encontrar alguns realmente cerejas maduras pois como essa cor será uma gloriosa matriz roxo que será tão atraente, pedaços de laranja e gelo picados são os acessórios perfeitos.

Ingredientes

- 1 colher de chá de flores secas de hibisco
- 1 xícara de cerejas maduras

- 1 limão
- 1 laranja
- 1 litro de água – filtrada se desejar
- Gelo Triturado para Servir

Instruções

Despeje a água em um recipiente ou jarro adequado.

Esfregue as flores de hibisco secas e coloque na água

Despedace as cerejas e corte-as ao meio. Em um prato, para salvar os sucos, dê um pouco de suco à metade deles. Despeje na água.

Esprema metade do limão e corte a outra metade em fatias finas.

Adicione os sucos e as fatias de limão e laranja à água e guarde na geladeira por pelo menos 2-3 horas para deixar as pétalas de hibisco reidratar e infundir seus benefícios na água.

Aproveite o frio.

Experimento Com Água Infusada De Frutas

ÁGUA DETOX

Existem frutas que são conhecidas por sua capacidade de fornecer suporte antioxidante ao corpo. Com esta receita de água infundida, várias dessas frutas foram adicionadas para realmente melhorar essa hidratação para funcionar como uma ótima ajuda de desintoxicação.

Ingredientes
- 1 xícara de mirtilos
- 1 xícara de uvas vermelhas
- 1 maçã
- ½ xícara de morangos
- 1 laranja
- 1 litro de água – filtrada se desejar

Instruções

Despeje a água em um recipiente ou jarro adequado.

Lave os mirtilos, as uvas e os morangos. Dê a alguns deles um pouco de abóbora para liberar os sabores.

Lave a maçã e corte em fatias finas.

Suco de metade da laranja e corte a laranja restante em fatias finas.

Adicione os ingredientes à água, mexa bem e coloque na geladeira por pelo menos uma hora.

COMECE A ADICIONAR VERDES AOS SEUS SUCOS

Mesmo que você odeie fazer sucos de verduras, sempre pode incorporar algumas folhas de espinafre ou outras folhas verdes e focar em outros vegetais, como pimentão vermelho.

Receita De Suco Simples

Vegetais de raiz podem realmente adicionar um sabor doce a um suco. Um bom preenchimento de verdura com a rúcula apimentada adiciona uma maravilhosa vitamina K e cálcio a esta bebida.

Ingredientes
- 2 pequenos sinos vermelhos
- 2 porções
- 2 talos de aipo, com folhas
- 1 mão cheia de rúcula

Instruções

Suco os ingredientes.

Sirva em um copo gelado com cubos de gelo extras.

SUCO DE GENGIBRE

OMG, eu sei que soa estranho. O que você quer fazer é fazer suco em lote. Então você esprema o gengibre e guarde na geladeira para poder adicioná-lo à água, chá, smoothies etc. Você também pode congelá-lo em cubos de gelo.

Exemplo de receita:

Smoothie De Sonho De Coco

Ingredientes
- 1 xícara de blueberries ou raspberries
- 1 limão, apenas suco
- 1 xícara de leite de coco
- alguns cubos de gelo de gengibre
- 1 colher de pó verde de sua escolha

Instruções:
Misture todos os ingredientes até ficar homogêneo. Aproveite!

Dicas extras:
Fique viciado em infusões de ervas. prepare chás de ervas e use-os (resfriados) para fazer smoothies.

Suco de limão (você pode até espremer) e misture com alguns leites vegetais (como leite de coco)

+ alguma infusão de ervas e / ou suco de gengibre pré-preparado

Tudo Que Você Precisa Saber Sobre Sucos To Start Losing Peso

Ainda se perguntando por que sua energia o deixou? Mesmo que você tome aquele leite com baixo teor de gordura no final da manhã, outro café após o almoço e alguma bebida dietética ou bebida energética com baixo teor de açúcar no meio, e você conte calorias o tempo todo, você ainda não pode perder peso, certo? Adicione a quantidade que desejas de açúcar e carboidratos processados, e você apenas sente como se precisasse deste bagel de queijo ou mais comida processada para te manter na tarde (adicione a ele outra coisa). Então, à noite, você precisa de um pouco de álcool para relaxar. Você se sente muito cansado para fazer um jantar saudável, então você vai para algum alimento embalado. Não nasceu... este é um ciclo vicioso que precisa terminar! Agora, não estou aqui para dizer que você nunca terá permissão para desfrutar de algumas de suas guloseimas favoritas. Estou aqui para lembrá-lo de que você precisa controlar sua saúde. Eu quero que você recorra à uma maneira natural e holística que o ajudará a descansar, recuperar e redefinir seu corpo e mente, bem como perder peso quase sem esforço. Continue lendo para descobrir a essência curativa do suco e prepare seu espremedor hoje mesmo. Os resultados serão alucinantes!

Por Que Fazer Suco?

Em primeiro lugar, quero que você saiba que não estou sugerindo que você faça uma limpeza drástica de sucos. Não que eu seja contra limpeza, mas eu acredito que eles devem ser projetados para cada indivíduo e que também se deve consultar um médico (de preferência um médico naturista) antes de embarcar em uma limpeza de suco de qualquer tipo. Eu sou sempre como um disco quebrado com isso! A abordagem que estou adotando neste artigo é: suco alcalino como suplemento alimentar natural. Isso significa que vou aconselhá-lo a adicionar mais suco ao seu estilo de vida. Este hábito simples vai dar início ao seu sucesso na perda de peso, fornece a você energia ilimitada (você sempre pode levar sua nova energia com você para a academia) e simplesmente fazer você se sentir e ficar incrível. Quando você se sente bem, você faz escolhas saudáveis; é tão simples quanto isso.

Não É Uma Moda Passageira?

Não, o suco é um negócio real e pode fazer maravilhas para sua saúde geral. Pense nisso; mesmo que muitos profissionais de saúde convencionais digam que você deve ter seus 5 por dia, mais e mais profissionais de saúde holísticos afirmam que, neste dia e idade, não é o suficiente. Em primeiro lugar, muitas pessoas não se limitam a 5 por dia. E mesmo que o façam, na maioria dos casos, 5 por dia não é suficiente para uma vida saudável e equilibrada.

Por que? É simples: pense em nosso ar, água, poluição e estilo de vida acelerado. Adicione estresse, trabalho sedentário, falta de hidratação, falta de sono e relaxamento e excesso de preocupação ou pensamento negativo.

Todos esses fatores resultam na criação de um ambiente muito "poluído" em seu corpo. Agora, deixe-me fazer mais algumas perguntas: você bebe, fuma ou usa drogas (drogas farmacêuticas também são formadoras de ácido)? Você come alimentos processados e bebe refrigerantes açucarados? Se você fizer isso, seu corpo (e mente) está ficando cada vez mais tóxico. Seu corpo começa a acumular gordura para se proteger do excesso de toxinas em seu corpo.

Primeiro, você precisa criar uma base saudável de nutrição natural e holística. Isso significa que você deve evitar:

Açúcar– açúcar especialmente processado, mas também quero enfatizar a importância de evitar sucos de frutas - eles também estão cheios de açúcar, mas falaremos mais sobre isso mais tarde;

Alcohol-youou ainda pode ter um copo de vinho orgânico, qualidade de vez em quando, mas você não deve recorrer a ele para combater o estresse; existem muitas outras formas mais sustentáveis de combater o estresse.

Café-depois de beber um par de xícaras de suco alcalino de vegetais frescos por dia, você nem sentirá vontade de tomar café; pessoalmente, eu recomendo que você escolha o chá verde antes do chá preto ou café. Mas é claro que, se você tiver uma dieta balanceada, poderá desfrutar de sua xícara de café de vez em quando como um tratamento especial. No entanto, lembre-se que o café faz você ficar desidratado e adiciona à exaustão adrenal e até inflamação- não é a melhor combinação, certo?

Cortar laticínios é uma das melhores coisas que fiz por mim mesmo; em primeiro lugar, elimine o leite de vaca, escolha opções baseadas em plantas, como leite de amêndoa sem açúcar ou leite de coco - estes são muito bons para você e também PALeo e Batatas fritas alcalinas. Leite de amêndoa mistura-se extremamente bem com smoothies, bem como infusões de ervas como chá de roibosh ou kukicha;

Produtos assados com glúten e outros grãos processados (você pode comer quinoa sem glúten e usar farinha de amêndoa ou coco para um cozimento mais saudável.

Seja qual for a dieta que você decidir escolher, seja ela alcalina, vegana, pálida ou sem glúten, você sempre pode se beneficiar do suco.

Aqui Estão Apenas Alguns Dos Benefícios:

Sumo ajuda a desintoxicar seu corpo e mente

Sucos aumentam o foco e a produtividade

O suco ajuda a curar o sistema digestivo

Sumo fornece ao seu corpo uma imensa quantidade de nutrientes, algo que também é uma grande quantidade de vegetais, verduras e frutas (você teria tempo e motivação para mastigar toda aquela montanha saudável? Bem, provavelmente não, e seu estômago diria: isso, em certo ponto, porque só pode absorver certas quantidades de fibra, mesmo que seja natural).

Sumo infunde suas células com fitonutrientes que limpam seu corpo

Sumo permite que você obtenha nutrientes de alimentos que você pode não estar interessado em comer(ou suco muitos verdes como couve ou espinafre, e honestamente, eu não estou interessado em comê-los; no entanto, eu não tenho nenhum problema em fazer sucos e bebendo minhas "doses de saúde") e fornece energia natural

Sumo atua como um tratamento anti-idade natural – eu provavelmente preciso de mais tempo para ser uma prova disso... e assim vou continuar minha vida sumo é estilo holístico. Mas, agora, aos 36 anos, muitas vezes me perguntam "OK, então o que você estuda?" lol. o que tomo como um elogio. Um dos meus objetivos é viver um estilo de vida anti-idade, se não invertida, e ser uma prova viva. do que é possível se você alinhar seu corpo, mente e alma juntos e fazer escolhas saudáveis e empoderadas (tópico para outro dia).

Os sucos verdes ajudam a fortalecer o chakra do coração (Anahata) que resulta em bem-estar emocional e espiritual e na sensação de conexão com o mundo e aqueles ao seu redor. Pessoalmente, notei que quando bebo sucos verdes, me sinto mais emocionalmente equilibrado e menos propenso a ficar com raiva ou julgar outras pessoas. Não me pergunte por quê. Mas funciona, e muitas pessoas afirmaram o mesmo. Conclusão- beba seus verdes; você nunca pode dar errado com isso! É realmente incrível o que um pouco de cloro e uma miríade de nutrientes podem fazer pelo seu corpo!

O suco age como um antioxidante natural e alimenta todas as suas células com o que elas precisam. Um corpo que é equilibrado e bem alimentado não anseia por açúcares ruins, café e carboidratos ruins e processados.

No entanto, existem algumas exceções:

Você pode fazer suco de frutas alcalinas e não açucaradas (limões, limões, grafrutas, pomegranates)

Você pode adicionar um pequeno pedaço de fruta ao seu suco de vegetais para dar mais sabor; esta é uma ótima estratégia para iniciantes (por exemplo, você pode espremer espinafre, grama de trigo, couve e adicionar 1 maçã verde e algumas cenouras para obter mais sabor). Equilíbrio e moderação – tudo bem!

Mais sobre frutas:

As frutas são uma grande parte de uma dieta saudável e balanceada, mas é melhor comê-las com suas fibras naturais. Isso significa comê-los ou comê-los de forma suave (misturados, não sucos). O que você também pode fazer é usar frutas para infundir água.

OK, chega de pregação. Vamos entrar no lado prático! Não se esqueça que a informação nunca é suficiente. Agir é mais importante. Assim que você tiver seu espremedor, verduras e o hábito de fazer sucos, você criará suas próprias receitas. Você também verá o que mais gosta e o que funciona melhor para você!

Sucos Alcalinos - Lista De Alimentos

Ervas como hortelã, coentro e gengibre

Fora isso, você pode adicionar algumas cenouras, meia maçã ou algumas fatias de abacaxi, kiwi ou pêssego para dar mais sabor. Nem todo mundo pode suportar o sabor do suco de espinafre, mas ei, se queremos ser bem-sucedidos, precisamos fazer alguns sacrifícios, certo? Só para ter certeza de que você não está confuso, como eu disse anteriormente, você não deve fazer sucos de frutas, e eu vou repetir novamente, você não deve beber sucos açucarados (mesmo que naturais). Mas você sempre pode adicionar algumas frutas aos seus sucos de vegetais apenas para dar um sabor mais agradável. Isso ajudará você a fazer uma transição. Para ser honesto, eu simplesmente fico duro e posso facilmente beber espinafre + erva-doce + suco de gengibre. Eu não tenho nenhum problema com isso.

Outras Dicas De Sucos Alcalinos

Adicione 1 colher de sopa de um bom óleo prensado a frio ao seu suco. Pode ser óleo de oliva, óleo de coco, óleo de abacate ou outro óleo saudável. Adicione óleo aos seus sucos o ajudará o seu corpo a absorver todos os nutrientes. Você também pode comer algumas nozes como amêndoas (muito alcalinas, também). Beba seus sucos assim que os fizer; não os armazene.

Eu também gosto de sal do Himalaia e pimenta preta com meus sucos de vegetais. Às vezes, adiciono um pouco de polpa para que pareça uma sopa grossa e mais recheada. Novamente, experimente e veja se funciona para você. Algumas pessoas não toleram muita fibra, e se você é um deles, você deve limitar-se a sucos puros.

Certifique-se de descascar seus vegetais (a menos que sejam orgânicos) e sempre lave bem os vegetais (estes sempre devem ser orgânicos).

Suco Verde Anti-Oxidante

Ingredientes:
- 1 xícara de espinafre
- 1 xícara de alface iceberg
- 3 pepinos descascados, a menos que sejam orgânicos
- 1 tomate grande
- 1 polegada de gengibre
- Meio bulbo de funcho
- Algumas folhas de hortelã fresca
- 2 cenouras
- 1 colher de sopa de óleo de coco
- Suco de 1 limão
- Pitada de sal do Himalaia

Instruções:
Suco e divirta-se! Adicione um pouco de óleo de coco e suco de limão (eu prefiro não colocar limões ou outras frutas cítricas no meu espremedor, pois as sementes

podem danificar meu espremedor. Então, enquanto meu espremedor está funcionando, eu apenas espremo um limão usando um lemem mecânico).

Anti-Celulite, Queimador De Gordura, Suco De Drenagem Linfática

Ingredientes:

- 2 xícaras de folhas de couve
- 1 xícara de alface romana
- 1 polegada de gengibre
- 2 cenouras
- metade de maçã verde
- 2 tomates
- 1 colher de sopa de óleo de coco
- Opcional: 1 colher de alfafa em pó para nutrir e alcalinizar

Instruções:
Suco e divirta-se!

Conclusão

A transformação não é um evento, é um processo, e você se transforma a cada dia! Portanto, tenha orgulho de si mesmo. Você lê postagens educacionais como esta e investe seu tempo em aprender. Você está em uma minoria de pessoas que valorizam sua saúde e bem-estar (sem saúde não há sucesso)

O melhor lugar para começar seria tomar um suco logo pela manhã com o estômago vazio. Mas, se você não puder fazer isso, tome um pouco de suco entre as refeições. Um suco de suco também funciona muito bem à tarde. Opte por infusões de ervas ou (se você realmente precisa de um pouco de cafeína) faça um chá verde. T Comprometa-se com isso. Veja-o como um medicamento natural. E não se esqueça de levar sua nova energia natural para a academia. Grandes mudanças e transformações começarão aí! Coma suas verduras e beba suas verduras (o último pode ser muito mais fácil!). Você nunca pode estar errado com isso!

www.ingramcontent.com/pod-product-compliance
Lightning Source LLC
LaVergne TN
LVHW021742060526
838200LV00052B/3421